GUIDE DU VOYAGEUR

DANS

LE CHATEAU DE FONTAINEBLEAU.

Fontainebleau, Imp. de E. Jacquin.

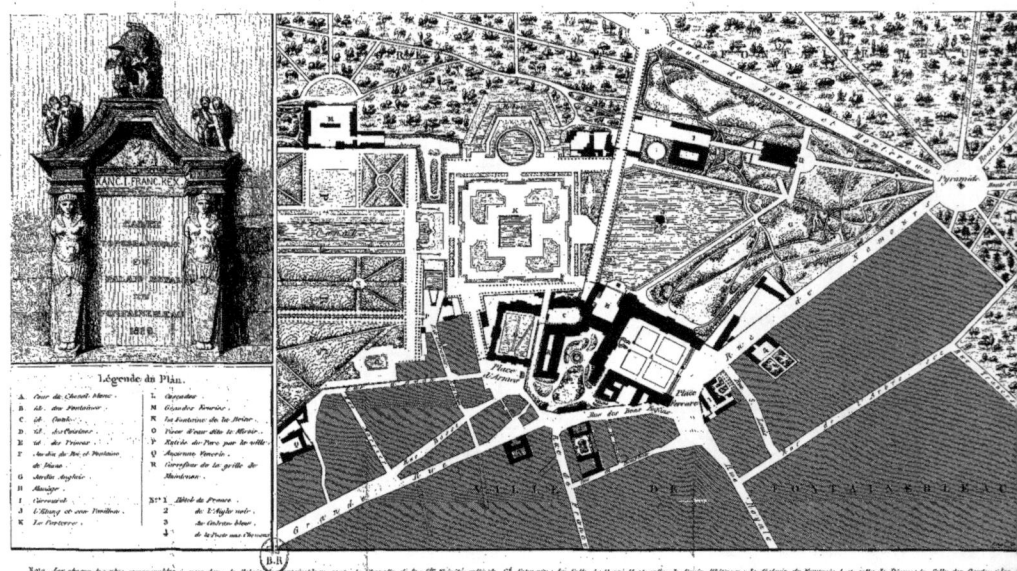

GUIDE DU VOYAGEUR

DANS

LE CHATEAU

DE

FONTAINEBLEAU,

OU

PRÉCIS HISTORIQUE ET DESCRIPTIF

DE CE MAGNIFIQUE SÉJOUR DE PLAISANCE.

AVEC CARTE TOPOGRAPHIQUE.

PAR F. DENECOURT.

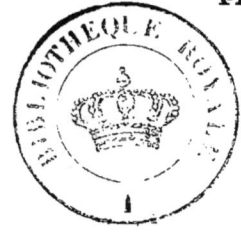

PRIX : 1 F. 25 C.

FONTAINEBLEAU,
CHEZ L'AUTEUR, RUE DE FRANCE, 49.
F. LHUILLIER, SUCCESSEUR DE S. PETIT, LIBRAIRE,
MÊME RUE, N° 11.

1840.

TABLE.

Avertissement. 1
Origine de Fontainebleau. 3
Souvenirs historiques. 5
Description du Château. — Cours. 11
Intérieur. 13
Extérieur. 27
Eglise d'Avon. 31

FIN DE LA TABLE.

TABLE

Avertissement. 1
Origine de Fontainebleau 3
Souvenirs historiques. 5
Description du Château. — Cours. 11
Intérieur. 13
Extérieur. 27
Eglise d'Avon. 31

FIN DE LA TABLE.

AVERTISSEMENT.

Parmi les voyageurs qui passent journellement à Fontainebleau, il en est beaucoup qui, à défaut de temps, s'y arrêtent seulement pour visiter le Château. Dans la pensée de pouvoir les initier en peu d'instans aux chefs-d'œuvre et aux merveilles que renferme cette résidence royale, et en même temps leur faire connaître l'ordre de marche, à la fois simple et commode, actuellement suivi pour la visite des appartemens, j'ai composé ce petit livre, dont la narration, dégagée de tout détail superflu, ne contient que la description exacte et succincte des choses les plus remarquables et les plus dignes de fixer leur admiration.

Le Plan topographique joint à cet opuscule servira non seulement à guider l'étranger dans les vastes et délicieux jardins du Palais, mais encore à lui donner une idée parfaite de la distribution et de l'étendue de ce magnifique rendez-vous de plaisance.

ORIGINE

DE

FONTAINEBLEAU.

La vallée, d'où apparaissent Fontainebleau et son magnifique château, est environnée de bois, de rochers, et située au milieu de la vaste forêt du même nom. Au dixième siècle, cette vallée n'était qu'un désert de sable couvert çà et là de landes et de bruyères, parmi lesquelles serpentaient, en coulant vers la Seine, les eaux d'une source abondante, alors à peu près ignorée des mortels humains, mais fréquentée uniquement par les bêtes fauves qui peuplaient ces lieux sauvages. L'eau de cette source parut si limpide et si belle au chasseur qui le premier pénétra sur ses bords, qu'il la nomma la *Fontaine Belle-Eau*. C'est de là, dit-on, que Fontainebleau tient son nom. Une autre version rapporte qu'un chien, appelé *Bléau*, ayant conduit son maître vers la fontaine, celui-ci lui aurait donné le nom de cet animal, *Fontaine Bléau*.

Un troisième auteur, le Père Guilbert, qui a écrit, il y a un peu plus d'un siècle, un livre sur Fontainebleau, prétend qu'auparavant l'existence de cette résidence royale, il y avait au lieu et place une habitation particulière, sorte de manoir appelé *Bréau*, nom que porte encore aujourd'hui l'abreuvoir situé au sud du Parterre, et alimenté par les eaux de la source en question, et à laquelle, toujours d'après l'auteur cité, ce nom aurait été le véritable qui lui fût donné, *Fontaine-Bréau*, et et non pas *Fontaine Belle-Eau*, ni *Bléau*. Rien jusqu'à présent n'ayant fait connaître positivement à laquelle de ces versions est due l'étymologie de Fontainebleau, je laisse à la sagacité du lecteur le soin d'en décider.

SOUVENIRS

HISTORIQUES.

L'existence la plus ancienne du palais de Fontainebleau, dont la date soit certaine, remonte au xiie siècle. La charte de Louis vii ne laisse aucun doute à ce sujet ; elle se termine ainsi : *Actum publicè apud Fontene-Bleaudi in palatio nostro, anno Domini* 1169 (donné publiquement dans notre palais de Fontainebleau, l'an 1169.) C'est sous le règne de ce prince que fut construite la jolie petite Chapelle de Saint-Saturnin.

A cette époque, Fontainebleau n'était qu'un misérable hameau, et son Château un manoir, où la royauté, alors contrariée par la puissance qu'avaient usurpée le clergé et la noblesse, venait parfois ensevelir sa mélancolie et ses ennuis [1].

Louis IX, qui aimait beaucoup cette solitude, qu'il appelait ses *déserts*, y fit faire de grandes constructions, dont les plus remarquables sont une Église dédiée à la Sainte-Trinité, et un Pavillon qui a conservé son nom.

En 1262, Philippe-le-Bel vint au monde à Fontainebleau, et y est mort en 1324.

C'est seulement sous François Ier, que fut construite la plus grande partie des immenses bâtimens que nous voyons aujourd'hui, et que cette solitude royale se transforma en un brillant rendez-vous de chasse, en un vaste foyer de fêtes et de bonheur pour les grands seigneurs, les courtisans et les beautés dont les aventures galantes remplissent les fastes de la cour.

---

[1] Aujourd'hui Fontainebleau est une ville dont la population s'élève à environ dix mille habitans. Quant à l'étendue de son château, on peut s'en faire une idée en sachant que la toiture seule présente une superficie de soixante mille mètres carrés.

Le 10 septembre 1551, Henri III y vint au monde, et mourut à Saint-Cloud, poignardé par un fanatique formé à l'école des Jésuites.

Henri IV, avec la belle Gabrielle d'Estrées, l'habita souvent, et ajouta à son agrandissement en faisant élever les vastes bâtimens de la cour des Cuisines et de celle des Princes.

Louis XIII, son fils et son successeur, y naquit en 1601, et y fut baptisé sous la coupole du donjon de la cour Ovale, le 14 septembre 1606.

Après les guerres de la Fronde, Louis XIV y fit pendant assez long-temps sa résidence. Ses amours avec madame de la Vallière y commencèrent, pour aller finir un peu plus tard à Versailles. Quand ce prince n'habitait pas le château de Fontainebleau, il en faisait honneur à d'autres. C'est ainsi que l'ex-reine de Suède, la fameuse Christine, y séjourna assez long-temps pour y faire assassiner, sous ses yeux et sans aucune forme de procès, le marquis de Monaldeschi, son écuyer, qui avait eu le malheur de lui être infidèle et de dévoiler des secrets confiés au milieu des relations les plus intimes.

Le grand Condé y termina sa carrière le 11 décembre 1686.

Le 5 octobre 1725, Louis xv y épousa une réfugiée polonaise, la princesse Marie, fille de Stanislas Lecksenski, qui, après avoir été deux fois roi de Pologne, s'était retiré en France, pauvre et dénué de tout.

Le Dauphin, leur fils, père de trois rois de France, Louis xvi, Louis xviii et Charles x, et dont les restes mortels sont déposés dans la cathédrale de Sens, y est mort le 20 décembre 1765.

Sous le règne de Louis xvi, la cour et les courtisans commencèrent à négliger Fontainebleau; et ce magnifique palais, si riche de souvenirs et dans lequel s'étaient écoulés des siècles de plaisir et de volupté, fut bientôt complètement oublié. Mais Napoléon, après avoir restauré la monarchie, le fit revivre en rétablissant les voyages annuels.

En 1808, Charles iv, roi d'Espagne, à qui l'empereur venait d'enlever la couronne et les états, y séjourna quelque temps en se rendant à Compiègne, lieu qui lui avait été assigné pour retraite.

Le 12 juin 1812, un prisonnier non moins

illustre, le pape Pie VII, y fut amené et retenu jusqu'au mois de janvier 1814.

A cette époque, la puissance impériale allait en décroissant. C'est à Fontainebleau qu'elle est venue s'ensevelir au mois d'avril suivant. Oui, c'est là, dans ce palais qu'il avait si bien restauré, et d'où plus d'une fois il avait imposé sa suprême volonté à l'Europe vaincue et soumise à ses lois, qu'est venu définitivement se briser le sceptre de cet homme extraordinaire. Accablé par toutes les puissances, trahi par ses courtisans et ses généraux, qu'il avait tirés du néant, puis délaissé par la France fatiguée, envahie et décimée, il a bien fallu qu'il se résignât à signer l'abdication que lui imposèrent à leur tour ses ennemis devenus vainqueurs ; abdication par laquelle il renonçait pour lui et ses héritiers au premier trône du monde.

Depuis cette époque, Napoléon ne reparut plus qu'une seule fois à Fontainebleau, ce fut à son retour de l'île d'Elbe ; mais il n'y resta que quelques heures, pour régler les arrangemens relatifs à son entrée dans Paris.

Sous la Restauration, il ne s'y est passé de remarquable que la réception de la princesse de Naples, fiancée au duc de Berri ; c'est la seule fois que le roi Louis XVIII a visité le Palais de Fontainebleau.

Depuis 1830, le nouveau chef du gouvernement, Louis-Philippe Ier, y a fait souvent des voyages qu'expliquent les nombreux travaux qu'il continue à y faire exécuter. Son fils aîné, le duc d'Orléans, y a épousé, le 30 mai 1837, la princesse Hélène de Mecklembourg.

DESCRIPTION DU CHATEAU,

DES JARDINS ET DU PARC.

COURS.

Six cours principales donnent accès dans les appartemens.

1° La cour du Cheval-Blanc, ainsi nommée, parce que Catherine de Médicis y avait fait placer un cheval en plâtre, moulé par Vignole, sur celui de Marc-Aurèle qui est sur l'une des places de Rome. Les constructions qui s'élèvent de chaque côté et au fond de cette cour, la plus vaste du palais, sont du temps de François 1er, de Louis xiv et de Louis xv. L'escalier en fer-à-cheval est l'ouvrage de Lemercier, architecte de Louis XIII. C'est à quelques pas de ce vieux monument, que Napoléon fit ses adieux aux débris de sa garde.

2° La cour de la Fontaine, dont les bâtimens sont du temps de François Ier et de Henri IV, est ornée d'une jolie fontaine en marbre blanc, surmontée d'une statue d'Ulysse.

3° La cour Ovale, dont la dénomination vient de sa forme, est la plus ancienne du palais; on y voit un pavillon qui date du règne de Louis IX; le reste est du temps de François Ier et de Henri IV.

4° La cour des Princes : c'est dans le bâtiment du fond qu'habitait la reine de Suède quand elle a fait assassiner son écuyer Monaldeschi.

5° La cour des Cuisines dont les constructions sont du temps de Henri IV.

6° La cour des Mathurins, établie sur l'emplacement où ces religieux avaient, sous François Ier, leur maison qui n'a été totalement détruite qu'en 1792.

INTÉRIEUR.

APPARTEMENT DU DUC D'ORLÉANS.

Avant Louis XIV, c'était celui des Reines-Mères ; voilà pourquoi il a été décoré par Anne d'Autriche, femme de Louis XIII ; plus tard il fut occupé par les frères cadets des rois de France, qui portaient le titre de *Monsieur*, et sous l'Empire, il a servi à loger deux illustres prisonniers, Charles IV, roi d'Espagne, et le pape Pie VII.

Les deux premières pièces en entrant tirent leur jour sur le jardin Anglais et ont une admirable vue sur l'étang ; elles sont ornées de tapisseries des Gobelins fort remarquables.

La chambre à coucher et les deux cabinets qui la suivent, ont été décorés à l'occasion du mariage du duc d'Orléans.

Le salon, dont le plafond est l'un des plus riches du château, a été orné par le peintre-décorateur Cotelle, de Meaux, sous Louis XIII.

Dans la pièce suivante, on admirera une magnifique tapisserie sortie des ateliers flamands, et dont les dessins sont de Jules Romain.

La salle de billard et l'antichambre, restaurées en 1834, sont tout-à-fait dans le style des autres pièces qu'on vient de parcourir.

APPARTEMENT DU ROI.

1° Salle d'Attente, restaurée en 1833, avec augmentation de trois portes en chêne, copiées sur celle qui a été faite sous Louis XIII.

2° Chapelle de la Sainte-Trinité, construite sous François Ier et décorée sous Louis XIII par le peintre Fréminet; c'est là que Louis XV a été marié en 1725, et le duc d'Orléans, fils aîné du roi, en 1837.

3° La galerie de François Ier, construite et décorée sous le règne de ce prince, par Rosso, peintre-sculpteur et architecte en même temps, comprend 14 tableaux, dont 13 sont peints à fresque et un à l'huile, sur toile. Ce sont des allégories ayant rapport aux faits principaux de la vie du vainqueur à Marignan. Ces tableaux sont accompagnés de sculptures, de bas-reliefs et de médaillons d'un goût exquis, que l'on attribue généralement à des artistes italiens. Au fond de cette galerie est exposé un vase sorti des ateliers de Sèvres, modelé d'après Bernard Palissy : il coûte, dit-on, dix mille francs.

4° Antichambre des appartemens du roi, où l'on verra une horloge très compliquée, qui a été acquise par l'empereur Napoléon.

5° Salon des huissiers, dans le fond duquel est appliquée une tapisserie de Flandre faite sur les dessins de Jules Romain.

6° Salle de bains et cabinets établis sous l'empire.

7° Premier cabinet de travail, richement décoré dans le même temps, ainsi que les deux pièces qui suivent ; dans ce cabinet on conserve la table sur laquelle Napoléon a signé son abdication, dont le *fac simile* est encadré et posé sur une console.

8° Cabinet de travail de l'empereur, au plafond duquel est un tableau, ouvrage du peintre Renaud.

9° Chambre à coucher, conservée telle

qu'elle était du temps de Napoléon, et remarquable par sa riche simplicité.

10° Salle du conseil, décorée par le peintre Boucher, qui a fait lui-même les tableaux du plafond. La table qui est dans la partie formant l'ovale a 2 mètres 10 centimètres de diamètre, et est d'un seul morceau de bois de Sainte-Lucie.

11° Salle du trône; sa décoration, l'une des plus riches que l'on puisse imaginer, est du temps de Louis XIII et de Louis XIV; le plafond à compartimens qui se démontent pièce par pièce, est couvert de sculptures entièrement dorées, ainsi que le lambris qui est parfaitement en rapport avec lui. Le baldaquin du trône est du temps de l'empire, cette pièce ayant été jusques-là la chambre à coucher du roi; sur la cheminée est un portrait en pied de Louis XIII : il est de Philippe Champagne.

12° Boudoir. Rien de plus gracieux que la décoration de cette pièce, que Louis XVI fit faire pour Marie-Antoinette. Lui-même a fabriqué les espagnolettes des croisées que les gens de l'art regardent comme un chef-d'œuvre de ciselure. Le tableau du plafond est l'ouvrage de Barthélemy.

13° Chambre à coucher de la reine. Sa décoration est du même temps que celle de la salle du trône et a beaucoup d'analogie avec elle. Le vaste lit de parade que l'on y voit a été fait pour Marie-Antoinette, mais n'a été posé que sous l'empire, l'étoffe étant restée jusqu'à cette époque dans l'un des magasins de Lyon, où elle avait été commandée.

14° Salon. Il a été orné sous le règne de Louis XVI ; les tentures et les meubles sont du temps de l'empire, ainsi que les beaux vases de la manufacture de Sèvres qui sont posés sur les consoles. Le tableau du plafond est de Barthélemy.

15° Galerie de Diane. C'est Henri IV qui l'a fait construire et décorer, mais l'abandon dans lequel est resté le château de 1792 à 1804, lui a été si nuisible, que force fut de détruire ce qui en restait. Napoléon en a commencé la restauration que Louis XVIII a terminée. La longueur de cette galerie est de 120 pieds et sa largeur de 30.

Le plafond est divisé en 8 compartimens ou travées, sur le fond desquels deux peintres, membres de l'Institut, messieurs Abel de Pujol et Blondel, ont peint à l'huile sur plâtre, l'histoire fabuleuse de Diane.

Le salon, qui est l'œuvre de M. Blondel seul, est entièrement consacré à cette déesse ; les tableaux, ceux des côtés de même que ceux du plafond, représentent divers traits de sa vie, tantôt chaste et tantôt dévergondée, ainsi que des emblêmes de sa passion pour la chasse. La galerie de Diane est une des belles choses modernes que nous possédons en France, la richesse des décorations ne le cédant en rien à tout ce qui a été fait de plus somptueux sous le règne de Louis xiv.

Au-dessous, était la galerie des Cerfs où a été assassiné Monaldeschi. Elle a été détruite sous Louis xv, et transformée en petites chambres et salons pour le service pendant les voyages.

16° Escalier de la reine, restauré et embelli tout récemment. On y verra un immense tableau de chasse sous Louis xv, c'est l'ouvrage du peintre Oudry.

17° Antichambre des appartemens de réception. Rien à y voir qu'une tapisserie des Gobelins, représentant les aventures de Don Quichotte, de la Manche.

18° Le premier salon est remarquable par son plafond neuf, calqué sur ceux qu'on faisait au seizième siècle. Sur la cheminée est un tableau en tapisserie, représentant Charles-Quint conduit à Saint-Denis par François 1er. La tenture est des Gobelins ; elle date du règne de Louis xv et représente divers sujets pastoraux.

19° Le deuxième salon est, avec celui qui le suit, ce qu'il y a de plus intéressant en ce genre à voir dans le palais. La cheminée, du seizième siècle, est tout ce qu'il y a de plus curieux ; le tableau du médaillon, représentant Mars et Vénus, est l'œuvre de Primatice, ainsi que tous les accessoires de peintures ; le bas-relief apporté d'Italie est en stuc. A côté de là, et pour concorder, il y a un plafond du même temps que la décoration des côtés, où l'on vient de poser dans de vastes cadres, des tapisseries modernes des Gobelins, rappelant divers traits de l'histoire des rois de France : l'inscription qui se voit dans la partie inférieure les fera connaître.

20° Troisième Salon, dit de Louis xiii, ainsi nommé, parce que c'était la chambre à coucher de Marie de Médicis, qui l'y a mis au monde, le

27 septembre 1601 ; dès cette époque, cette pièce a cessé d'être une chambre à coucher, parce que Henri iv, pour conserver le souvenir de cet événement, l'a fait décorer par Paul Bril et orner de tableaux par Ambroise Dubois, peintre de l'école française, qui a tiré ses sujets de l'histoire merveilleuse de Théagène et Chariclée. A l'extrémité de cette pièce, au plafond, est un tableau de forme ovale, représentant Louis xiii enfant, à cheval sur un dauphin : des amours versent sur lui des fleurs, et d'autres tiennent en mains les attributs de la royauté. Ce tableau a été peint par Ambroise Dubois lui-même.

21° Quatrième salon, remarquable par la décoration de son plafond qui est toute récente et par la statue équestre de Henri iv qui orne la cheminée : elle est en marbre blanc et a été sculptée par le fameux Jacquet.

22° Cinquième salon, décoré comme le précédent. Les tableaux supportés par le lambris sont d'Ambroise Dubois. La pendule, d'un riche et élégant travail, y a été apportée du palais de Versailles.

23° Salle des Gardes. Le plafond à solives apparentes et la frise sont du temps de Louis xiii ; ils ont été restaurés en 1835. Toute la décoration du lambris et la tenture qui est au-dessus, sont l'ouvrage de M. Mœnch, fils, peintre décorateur de Napoléon. Cet important travail a été terminé en 1837. Tous les emblêmes qui couvrent les panneaux se rapportent aux souverains français dont les noms sont inscrits dans les fastes de Fontainebleau. La cheminée en marbre blanc est du temps de Henri II; les deux statues représentant la Force et la Paix, ainsi que le grand encadrement au milieu duquel a été placé le buste de Henri IV, sont, dit-on, l'ouvrage du sculpteur Francaville.

24° Petit salon de forme ovale, orné et décoré dans le même style que la salle des Gardes à laquelle il fait suite; c'est encore l'œuvre de M. Mœnch.

25° Escalier du Roi. C'était du temps de François Ier la chambre à coucher de la duchesse d'Etampes, maîtresse de ce prince. Les peintures à fresque, représentant toutes quelques traits principaux de la vie érotique d'Alexandre-le-Grand, sortent du pinceau de Primatice et viennent d'être restaurées par M. Abel de Pujol. La coupole a été ajoutée en 1837; c'est un morceau d'un travail admirablement fini, dont M. Mœnch est encore l'auteur. Dans le pourtour, il a peint lui-même les portraits des souverains français qui se sont plus particulièrement occupés du palais de Fontainebleau.

26° Salle de Spectacle. C'est l'œuvre des architectes de Louis xv ; elle a été réparée sous l'empire, mais aujourd'hui que ces sortes de constructions sont faites dans des proportions mieux calculées et que les intérieurs surtout sont d'une commodité qu'ils n'avaient pas autrefois, il est à désirer que bientôt on la mette en harmonie avec les belles et riches choses qui sont si nombreuses dans le palais de Fontainebleau.

27° Appartement de Maintenon. C'est une de ces habitations de femme comme on savait si bien les faire sous le règne du bon plaisir. Un salon richement décoré, où, assure-t-on, a été signée la révocation de l'édit de Nantes ; deux autres petits salons qui sont contigus au premier, puis une chambre à coucher magnifique et un joli cabinet, voilà ce qui compose cet appartement qui est un véritable boudoir de petite maîtresse, et qui vient d'être entièrement remis à neuf.

28° Salle de Bal, construite sous François 1er et décorée sous son successeur Henri ii. Cette pièce est une des plus belles choses qui existent en Europe, elle vient d'être restaurée dans son entier par M. Alaux, peintre d'histoire ; huit grands tableaux à fresque, peints par Primatice et Nicolo del Abbate, représentant diverses fictions poétiques, ornent les murs de côté, depuis le lambris jusqu'au plafond, et cinquante autres du même maître remplissent les voussures des arcades. A droite de la cheminée, François 1er est peint sous la figure d'un Hercule tenant un sanglier, et à gauche, sous celle d'un jeune homme plein de feu et de souplesse se battant à coups d'épée contre un loup-cervier. Au-dessous de ces deux tableaux, les portraits de Diane de Poitiers avec deux costumes et emblèmes différens, attestent l'empire de cette femme sur l'esprit de Henri II, qui a eu soin de faire rappeler, par des croissans dans les panneaux du lambris et du plafond, que cette magnifique salle de bal a été décorée en l'honneur de la fille de Saint-Vallier, à laquelle François 1er avait accordé la grace de son père, condamné à mort pour avoir favorisé la fuite du connétable de Bourbon.

29° Bibliothèque. C'était autrefois la chapelle Haute ou chapelle du Roi ; sa construction est du temps de François 1ᵉʳ et sa décoration de l'époque de Henri II et Henri IV. Sous l'empire, Napoléon, qui aimait Fontainebleau, voulant y réunir tout ce qui pouvait y être nécessaire pour un long séjour, y fit apporter les livres provenant de la bibliothèque du Conseil-d'État et du Tribunat. La chapelle Haute fut choisie par lui pour leur classement ; des dispositions furent faites pour y placer au moins trente mille volumes, nombre qui s'augmente chaque année, davantage, par les acquisitions que fait la liste civile.

30° Chapelle Basse ou de Saint-Saturnin. Elle est le point fondamental du château de Fontainebleau. Tombée en ruine et presque anéantie quand François 1ᵉʳ eut l'idée de faire sa principale résidence au milieu de la très vaste forêt qui l'environne, cette chapelle fut le premier objet de sa sollicitude : il la fit reconstruire entièrement, mais elle ne fut décorée, comme nous la voyons, que sous Henri IV et Louis XIII. On vient d'y faire une adjonction importante, c'est celle de vitraux de couleurs aux trois grandes croisées. Ils ont été fabriqués à Sèvres, sur les dessins d'une femme dont la réputation comme artiste vivra plus long-temps que le titre de princesse qu'elle portait : je veux parler de la duchesse de Wurtemberg, Marie d'Orléans, enlevée à la fleur de son âge, aux arts qu'elle cultivait avec prédilection.

31° Salle d'Attente, servant de salle à manger pendant les petits voyages de la Cour. A la place de logemens mal distribués, de bureaux et de magasins, on a fait, en 1835, cette pièce, plus remarquable par le caractère de sévérité que lui donnent ses volumineuses colonnes, que par sa décoration, qui est très simple, quoiqu'elle ait beaucoup de ressemblance avec tout ce qui se faisait en ce genre au seizième siècle. Cette vaste salle, avec ses larges et profondes embrasures de croisées, recevant le jour à travers les frais et tendres feuillages des tilleuls qui bordent le Parterre, n'est assurément pas la chose du Palais la moins digne d'exciter l'admiration des visiteurs. C'est là que le mariage du duc d'Orléans, sous le rit protestant, a été célébré le 30 mai 1837.

32° Porte Dorée. C'est un passage qui conduit de la cour Ovale à l'avenue de Maintenon, et de là au Mail de Henri IV, rendez-vous de promenades les plus à proximité et les plus agréables de Fontainebleau [1]. La décoration de ce passage est due à Primatice, qui, en venant en France, y avait apporté toutes les idées d'Italie. Les tableaux du plafond et des côtés sont des allégories ou sujets tirés de la Fable, comme c'était la mode dans le temps où ils ont été faits. Inutile, je pense, d'en donner la description, parce qu'il y a en projet une amélioration essentielle, qui consiste à indiquer dans un coin du tableau le sujet qu'il représente : ce sera plus commode pour les curieux, n'en déplaise toutefois au petit nombre de ceux qui aiment mieux chercher et se mettre l'esprit à la torture pour arriver à un résultat, qui bien souvent n'est ni exact ni vrai.

[1] Mais ces jolis rendez-vous de promenade, naguère encore si fréquentés et si animés par le public, sont devenus silencieux et presque déserts, car les passages par lesquels on s'y rendait facilement et sans trop de détours, ont été, depuis 1830, interdits aux paisibles promeneurs, ainsi qu'aux nombreuses personnes appelées journellement par leurs affaires vers le sud et l'est de la ville. On espère cependant que cette étrange mesure, prise sans doute à l'insu du roi, sera bientôt levée, et que la cour du Cheval-Blanc ainsi que celle de la Fontaine seront rendues à la circulation, du moins pendant l'inoccupation du Château.

EXTERIEUR.

JARDINS DU PALAIS.

1° Jardin de l'Orangerie ou de Diane, où l'on voit encore une magnifique fontaine en marbre blanc que Napoléon fit élever sur les ruines d'une autre qui était en gresserie. L'étendue de ce jardin est de trois arpens environ, en y comprenant l'emplacement du bâtiment dit de la Chancellerie, démoli en 1834 pour l'embellir et l'agrandir.

2° Jardin Anglais. Ce fut jadis une forêt de broussailles, que Napoléon fit transformer comme nous le voyons aujourd'hui. Là était la célèbre fontaine *Bleau* ou *Belle-Eau*, à qui le château et la ville doivent leur nom, et dont malheureusement la source a été en grande partie perdue lors des travaux hydrauliques qui y furent exécutés sous l'empire. Les deux bâtimens que l'on remarque dans ce jardin, sont le Carrousel, construit sous Louis xiv et Louis xv pour les chevaux du Roi, et le Manége élevé en 1810 pour l'usage de l'École Militaire, alors établie dans les bâtimens de l'aile gauche de la cour du Cheval-Blanc, La superficie du jardin Anglais est de trente-trois arpens, distribués et ombragés délicieusement.

L'ÉTANG ET SON PAVILLON.

Le jardin Anglais est borné au levant et au nord par une pièce d'eau de neuf arpens; un joli pavillon a été construit à peu près au milieu en 1540. Dans l'intérieur sont des peintures à l'huile sur plâtre et sur bois, représentant des oiseaux de plusieurs espèces. Cette décoration est de l'empire, mais le tout a été restauré en 1834.

Le contour verdoyant de l'étang, ainsi que les jolis saules pleureurs qui se réfléchissent dans ses eaux, offrent à l'œil un tableau plein de charme et de fraîcheur. Il faut voir aussi les monstrueuses carpes qui peuplent et sillonnent ce vaste bassin.

PARTERRE.

C'est un carré régulier, borné d'un côté par les bâtimens du château, et de l'autre par la pièce d'eau appelée le Bréau. Depuis son origine, sous François Ier, ce jardin a subi plusieurs transformations; d'abord sous Henri IV, puis sous Louis XIV, époque à laquelle il a été dessiné par Lenôtre dans la forme que nous lui voyons à présent. La pièce d'eau ronde se nommait le Tibre, à cause d'une figure allégorique en bronze qui était au milieu, avec un groupe représentant Romulus et Rémus allaités par une louve. En 1793, on l'a enlevée pour la convertir en canons.

La pièce d'eau du milieu du parterre est carrée et est alimentée par une vasque, sorte de pot bouillant dont le jet est passablement abondant.

PARC.

C'est Henri IV qui a acquis le vaste terrain

sur lequel le Parc a été établi, et dont la contenance totale est d'environ 169 arpens. C'est lui qui a fait creuser et entourer de murs en gresseries le Canal, l'un des plus beaux de France, qui comprend 1,200 mètres de longueur sur 39 de largeur.

Avec le canal, le Parc renferme une autre pièce d'eau appelée le Miroir, à cause de sa forme : c'est le réservoir des eaux du Château. Elles y sont amenées par des conduits qui prennent naissance à l'entrée de la ville, sous les hameaux des Pleux et des Provenceaux. Sur la gauche de cette pièce d'eau, est la fameuse treille que Louis xv fit planter, et dont la longueur excède 1,400 mètres. Elle produit, dit-on, année commune, de 3 à 4,000 kilogrammes d'excellent chasselas, qui ne le cède en rien pour la délicatesse à celui de Thomery, dont la réputation est presque européenne.

Mais ce qui orne plus majestueusement le Parc, ce sont les vieilles et hautes avenues qui le coupent dans tous les sens, et parmi lesquelles on admire principalement celle conduisant vers le hameau de Changy. Les ormes qui la composent, plantés il y a deux cents ans, sont d'une élévation prodigieuse. A côté et sur la gauche de cette gigantesque avenue, on pénètre sous un labyrinthe, dont les routes sinueuses et gracieusement boisées offrent de charmantes solitudes.

A la droite du Parc, s'élèvent en amphithéâtre des maisons, au milieu desquelles on remarque une vieille construction, qui semble appartenir au XIe siècle : c'est l'Église d'Avon, qui fut, jusqu'au règne de Louis XIII, la paroisse du bourg de Fontainebleau. Là reposent les cendres de Monaldeschi, cet infortuné Italien, sacrifié à la vengeance de l'ex-reine de Suède, dont l'impunité fut un autre crime; puis celles du célèbre mathématicien Bezout, né à Nemours, et du naturaliste d'Aubanton, morts tous deux au hameau des Basses-Loges, où ils s'étaient retirés pour se reposer de leurs scientifiques travaux, dont on leur saura gré pendant de longues années.

FIN.

www.ingramcontent.com/pod-product-compliance
Lightning Source LLC
Chambersburg PA
CBHW060519050426
42451CB00009B/1067